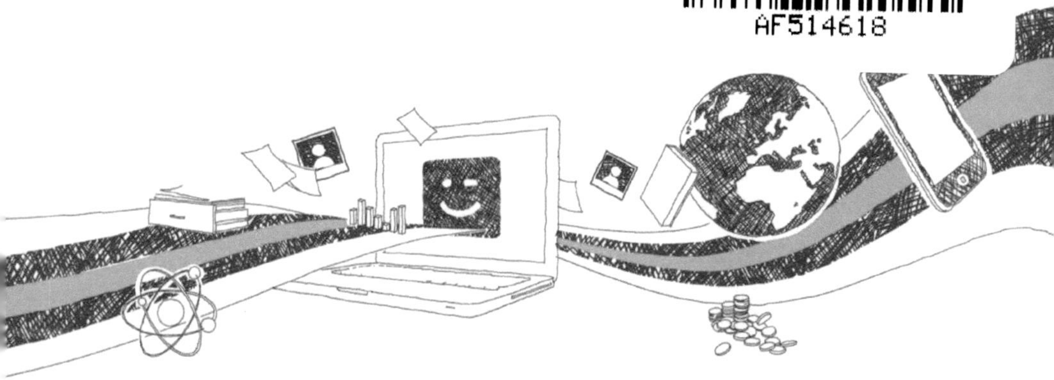

Bibliographic information published by the German National Library:

The German National Library lists this publication in the National Bibliography; detailed bibliographic data are available on the Internet at http://dnb.dnb.de .

Imprint:

Print and binding: Books on Demand GmbH, Norderstedt Germany
ISBN: 9783668860964

This book at GRIN:

https://www.grin.com/document/451698

María Isabel Galván, Silvina Pérez

Adrenoleucodistrofia Infantil. Enfermedades poco frecuentes

GRIN Verlag

Adrenoleucodistrofia Infantil

Enfermedad Poco Frecuente

Autora: María Isabel Galván

Co-autora: Profesora Silvina Pérez

Instituto de Formación Técnica Superior N 10

Tecnicatura Superior en Laboratorio de Análisis Clínicos

Buenos Aires

24 de Noviembre de 2018

Materia: Epidemiología

Índice

DEDICATORIA.

A mi familia, por saber entender el tiempo que lleva estudiar y sostener mi mano cuando estoy cansada, son mi fuerte apoyo, a todas aquellas personas que padecen alguna enfermedad de este tipo, que les pueda ser útil cada parte de este trabajo, a aquellos también que tengan un familiar y/o conocido que padezca alguna de estas enfermedades, puedan ellos informarse y transmitir a muchos otros sobre el tema.

AGRADECIMIENTOS.

A cada docente que hace posible nuestra formación académica, a la profesora Silvina Pérez por ser la guía de este trabajo, a los bibliotecarios donde me acerque a recopilar información, gracias de corazón por su interés y gran amabilidad en ayudarme a encontrar la documentación correcta para lograr armar este trabajo, a las personas que me apoyaron, y se interesaron en el tema, especialmente a la madre entrevistada, gracias de todo corazón por compartir parte de su historia aquí. Todos son parte del mismo de una u otra manera.

RESUMEN.

La adrenoleucodistrofia (X-ALD) es una enfermedad poco frecuente, su origen es genético, afecta el sistema nervioso y las glándulas suprarrenales. Las personas con esta enfermedad a menudo tienen una pérdida progresiva de la cubierta grasa (mielina) que rodea los nervios en el cerebro y la médula espinal.

Es causada por una mutación en el ABCD1 gen, este es heredado en un enlace X .Todavía no hay cura para la X-ALD pero sí existen tratamientos esperanzadores y líneas de investigación prometedoras, que trataremos. Al ser una enfermedad poco frecuente padece un "déficit" de conocimientos médicos, científicos y sobre todo: sociales y políticos, es mas no existía una política de investigación concreta, al menos en la Argentina, sino hasta hace poco, es por eso que debe intensificarse la investigación y divulgación social de estas enfermedades, ya que así también estamos cooperando a que salgan de ese umbral desconocido como suele verse.

ABSTRACT.

Adrenoleukodystrophy (X-ALD) is a rare disease, its origin is genetic, and it affects the nervous system and the adrenal glands. People with this disease often have a progressive loss of the fatty covering (myelin) that surrounds the nerves in the brain and spinal cord.

It is caused by a mutation in the ABCD1 gene; it is inherited in an X link. There is still no cure for X-ALD but there are promising treatments and promising lines of research, which we will discuss. As it is a rare disease, it suffers from a "deficit" of medical, scientific and, above all, social and political knowledge. In fact, there was no specific research policy, at least in Argentina, until recently, which is why it must be intensify the research and social dissemination of these diseases, since this way we are also cooperating to get them out of that unknown threshold as is usually seen.

INTRODUCCION.

La adrenoleucodistrofia es un tipo de enfermedad poco frecuente denominada: leucodistrofia, palabra que viene del griego; leukos (blanco), dis(trastorno) y trofia (nutrientes).Es una enfermedad poco frecuente ya que mundialmente se considera que su prevalencia es de 1 en 100.000 nacidos. El punto en común de estas enfermedades es que afectan a la mielina, una "vaina" que protege las fibras nerviosas en la sustancia blanca del cerebro y la medula espinal. Está asociada con una acumulación, tanto en los tejidos como en los líquidos corporales, de ácidos grasos saturados de cadena muy larga (ACGML, de aquí en adelante). Es así que todas las funciones nerviosas pueden verse afectadas y desencadenar discapacidades motoras y cognitivas, problemas de aprendizaje y de comportamiento. El nombre genérico de Leucodistrofia comprende unos veinte tipos distintos de enfermedades de transmisión genética. Se reagrupan según las estructuras celulares afectadas. La más frecuente es la adrenoleucodistrofia infantil que se hereda como un rasgo genético ligado al cromosoma X. La forma infantil suele aparecer, o mejor dicho, se observan los primeros síntomas en niños varones entre los 4 y los 8 años y, más raramente, en adolescentes y adultos. Durante los primeros años de vida, estos niños son normales y, a partir de los 4-8 años, presentan un amplio espectro de signos y síntomas, entre los que se destaca el deterioro cognitivo y neurológico progresivo. En general, comienzan con trastornos del comportamiento y del rendimiento escolar, y se instaura rápidamente una tetraparesia espástica (disminución de la movilidad -paresia- en las cuatro -tetra- extremidades, es decir de brazos y piernas) con afectación bulbar y pérdida de habilidades adquiridas seguida de una falta de coordinación, deterioro visual y auditivo.

Al no disponer de cura para esta enfermedad, resulta crucial un diagnóstico precoz del paciente que dé en el blanco de la forma más inmediata posible, pues esto garantizara al paciente poder sobrellevar la enfermedad con una calidad de vida mucho mejor a la que tendría con un diagnóstico tardío. ***El diagnóstico es imprescindible para iniciar un tratamiento que pueda detener el avance de la enfermedad, (sólo en algunos tipos de leucodistrofias), no curarla por el momento y/o para iniciar terapias de rehabilitación las cuales poseen mayor eficacia si se inician en estadíos tempranos de la enfermedad.***

LA MIELINA.

Resulta imprescindible entender el papel de la mielina para una comprensión profunda de la ALD, es por eso que a continuación veremos el rol de esta. Las neuronas se caracterizan por poseer, unas prolongaciones llamadas axones. Rodean a éstos unas capas densamente empaquetadas que forman un tejido especial: la mielina. Tan importante es esta estructura que todas las fibras nerviosas se dividen en amielinicas, si carecen de ella, o mielinicas si la poseen.

En 1878, Louis Antoine Ranvier, sugería que la mielina era un aislante eléctrico. En sus notas, dejo escrito que los nervios mielinizados presentaban unas formaciones equidistantes de longitud: las estrangulaciones anulares, estas son conocidas hoy por nodos de Ranvier, y desempeñan una función puramente mecánica para prevenir que la mielina se deslice por efecto de la gravedad. Más tarde se demostró que los nodos de Ranvier en realidad eran los segmentos activos de la función nerviosa.

La membrana del axón mantiene una diferencia de potencial entre el interior celular y el medio externo mediante la concentración de iones potasio en el interior y extracción de iones sodio en el exterior. En los axones no mielinizados el impulso nervioso se produce en forma local y transitoria en virtud del flujo de los iones sodio y potasio, flujo que genera una corriente eléctrica de entrada en la región perturbada y de salida en la superficie contigua a la membrana, es decir que la señal se propaga por conducción continua, ya que se produce una corriente eléctrica de propagación ondulatoria a lo largo del axón. En los axones mielinizados el proceso es diferente: la excitación se produce de nodo a nodo, confiriendo al proceso mayor rapidez y eficacia .Esta forma de propagación de impulsos, se conoce como conducción saltatoria. En los nervios amielinicos, el aumento de la velocidad de conducción está en relación directa con el cuadrado del diámetro de la fibra nerviosa. Por consiguiente para que un nervio pueda duplicar su velocidad de conducción, debe aumentar cuatro veces su diámetro. En los nervios mielinicos en cambio la velocidad de conducción aumenta con el diámetro del axón, en cuyo caso para duplicar la velocidad de transmisión de impulsos, la fibra requiere aumentar solo dos veces. Esta propiedad le confiere una notable ventaja a los nervios mielinizados: la disminución del volumen eficaz, que llega a ser de hasta unos dos órdenes de magnitud (unas cien veces) menor que en los nervios amielinicos. Además de esta propiedad que confiere la mielina, al estar constituida por proteína básica A1, y por el proteolipido de Folch-Lees, la presencia de estas enzimas sugiere que no solo desempeña un papel de aislante eléctrico sino que también posee funciones activas en la conducción del impulso nerviosos, por tanto cualquier alteración en su estructura o estabilidad estructural tendrá consecuencias importantes en el funcionamiento del sistema nervioso, claro ejemplo lo es el de la ADL, a esta también se la denomina enfermedad desmielinizante, caracterizada por la acumulación de ácidos grasos saturados de cadena larga en las células del cerebro que provocan la pérdida de la mielina o vaina grasa, que recubre las fibras nerviosas y permite transmitir los impulsos adecuadamente. Si bien esto nos ayuda a comprender sobre la ADL, aún hay muchas cuestiones abiertas en torno al mecanismo de generación y conducción del impulso en los nervios mielinados, será necesario en un futuro inmediato seguir avanzando en la investigación al respecto.

Resumen de: Revista "Scientific American", Autor: Leonardo Mateu, Titulo: La mielina, Investigación y ciencia . Barcelona. nº 131 p. 83-93

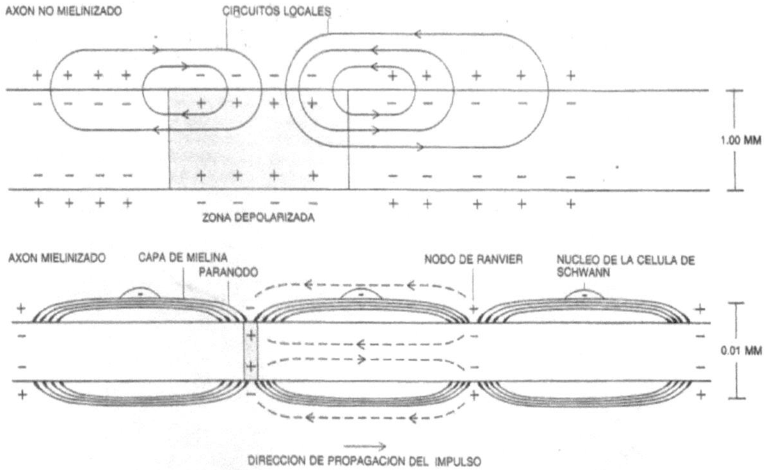

3. CONDUCCION DE UN POTENCIAL DE ACCION para un nervio amielínico (*arriba*) y para otro mielínico (*abajo*). En ambos nervios el impulso se manifiesta como una despolarización transitoria de la membrana del axón, producida por el cambio de permeabilidad al paso de los iones sodio, que entran en masa, seguido por una salida de iones potasio. En los nervios amielínicos el flujo iónico despolariza la zona de membrana vecina generando corrientes de acción (circuitos locales): la conducción se realiza de manera continua. En los nervios mielínicos, los flujos de iones se producen en los nodos de Ranvier, de manera que el impulso salta de un nodo a otro. Los signos (+ y −) representan cargas almacenadas en la membrana, al haber una diferencia de potencial entre el interior y el exterior. En ambos casos, las zonas despolarizadas durante el paso de un impulso nervioso se indican mediante un sombreado en ambos axones.

Imagen de: Revista "Scientific American", Autor: Leonardo Mateu, Titulo: La mielina, Investigación y ciencia . Barcelona. nº 131 p. 83-93.

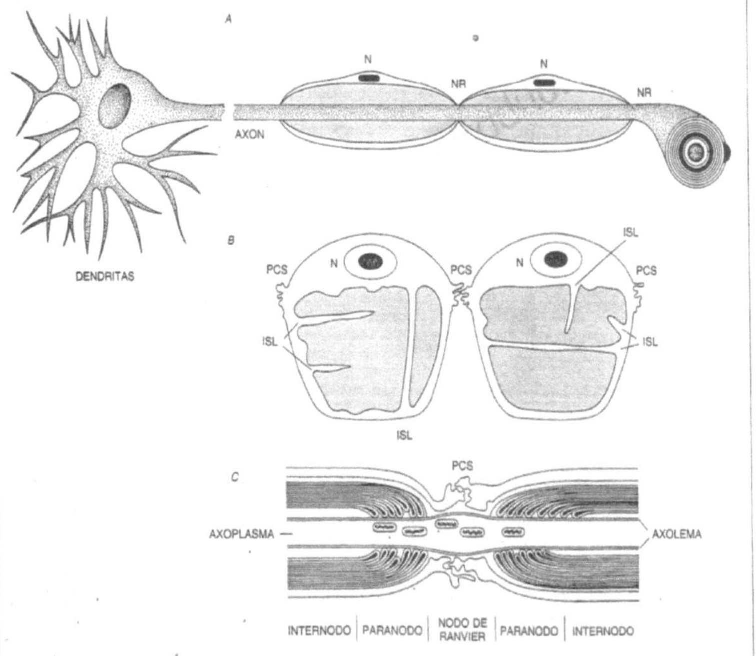

2. MIELINA DEL SISTEMA NERVIOSO PERIFERICO, esquematizada. Arriba se ilustra la neurona y un segmento de su axón, cubierto este por dos internodos, cada uno formado por el arrollamiento en espiral de una célula de Schwann, cuyo núcleo (N) se ubica en la periferia. La separación entre dos internodos deja la membrana axonal (axolema) expuesta al medio externo en el nodo de Ranvier (NR). En la sección transversal de un tercer internodo se observa una serie de círculos concéntricos que semejan la figura formada por las membranas de mielina. Las dos células de Schwann, desenrolladas y en forma plana (*centro*), muestran la mielina compacta (*zonas obscuras*) y los cordones de citoplasma intramielínico (*zonas claras*), que reciben el nombre de incisuras de Schmidt-Lanterman (ISL); se distinguen también las prolongaciones de la célula de Schwann (PSC), que protegen el NR. En *C* se esquematiza un nodo de Ranvier con las terminaciones de la mielina adosadas sobre el axolema, en la zona paranodal y algunas mitocondrias en el citoplasma del axón (axoplasma).

Imagen de: Revista "Scientific American", Autor: Leonardo Mateu, Titulo: La mielina, Investigación y ciencia . Barcelona. nº 131 p. 83-93.

ENFERMEDAD POCO FRECUENTE GENETICA.

La adrenoleucodistrofia (ALD) ligada al X es causada por mutaciones en el gen ABCD1.Este gen produce una proteína llamada ALDP, que está envuelto en el transporte de moléculas (especialmente en los ácidos grasos de cadena muy larga), destinadas a los peroxisomas .Cuando hay mutaciones del gen ABCD1 la proteína no se produce y los ácidos grasos no son procesados, acumulándose dentro de los órganos y causando daños. Los altos niveles de ácidos grasos de cadena muy larga son especialmente dañinos para la corteza suprarrenal y para la mielina que rodea las células nerviosas del cerebro y la médula espinal. Al tratarse de una mutación del cromosoma X, las mujeres actúan como portadoras y perpetuadoras de la genopatía. Los hijos varones (XY) de una madre portadora tienen una probabilidad del 50% de padecer la enfermedad si heredan la copia (alelo) defectuoso del cromosoma X. El gen defectuoso se localiza en el brazo corto (q) del cromosoma X, en la posición 28 a partir del centrómero. De modo abreviado: Xq28. El defecto bioquímico clave en la ADL parece ser la alteración de la función de una enzima del peroxisoma, llamada lignoceroíl-CoA ligasa, debido a un error genético que es el responsable de un trastorno en la formación de una proteína de la membrana del peroxisoma. Este tipo de defecto no es nada común, por eso se encuentra dentro de las denominadas Enfermedades Poco Frecuentes. Se consideran EPOF cuando afectan a 1 persona cada 2.000 habitantes. En su mayoría son de origen genético, crónicas, degenerativas y, en muchos casos, pueden producir algún tipo de discapacidad.

La OMS estima que mundialmente hay entre 6.000 y 8.000 enfermedades poco frecuentes identificadas, cuya incidencia en la población mundial es entre el 6 y el 8%. Si bien se caracterizan por la baja prevalencia de cada una de ellas, la cantidad de afectados por dichas enfermedades en Argentina es de aproximadamente 3.200.000 personas. Las EPOF se caracterizan por una gran diversidad de patologías y síntomas, que no sólo varían entre ellas, sino que también se manifiestan de diferente manera en pacientes afectados por la misma enfermedad. El diagnóstico tardío, la escasez de información y de conocimiento científico sobre las mismas, la falta de profesionales y centros especializados, sumado a las dificultades en la accesibilidad a los tratamientos, generan un contexto muy adverso y "poco frecuente" al cual el paciente debe enfrentarse día a día.

Fuente: http://fadepof.org.ar/info_epof , http://fundacionlautarotenecesita.org/las-leucodistrofias/

SINTOMAS.

Los primeros síntomas se pueden confundir con problemas de adaptación y rendimiento escolar, estos suelen ser detectados primeramente por los padres y/o maestros escolares (retraimiento, comportamientos agresivos, falta de atención repentina, entre otros) la edad en la que suelen aparecer es a partir de los dos tres años en general, pero esto suele variar de manera muy diferente en cada afectado. Pronto aparecen otros síntomas más graves, tales como pérdida de memoria, alteraciones del equilibrio, problemas con el control de esfínteres, etc. El cuadro patognomónico se agudiza con alteraciones visuales, auditivas, ataxia, fatiga, vómitos intermitentes, excesiva pigmentación de la piel y signos de demencia.

DIAGNOSTICO.

Obtener un diagnóstico preciso en un individuo dado con esta patología es una tarea complicada y por lo general implica:

- La obtención de una historia clínica y la historia familiar detallada.

- Realizar un examen físico general y neurológico.

- Revisión de los resultados de la Resonancia Magnética cerebral.

- Realización de pruebas especializadas de laboratorio: estudios neurometabólicos y estudios genéticos.

-Biopsia de piel y cultivo de fibroblastos.

Análisis de sangre. En estas pruebas se buscan niveles altos de ácidos grasos de cadena muy larga en la sangre, un indicador clave. También se hacen pruebas genéticas a fin de identificar mutaciones que causan la ADL, además puede evaluarse el funcionamiento de las glándulas suprarrenales. Niveles normales de ácidos grasos de cadena muy larga no excluye el diagnóstico de la ALD. Su diagnóstico definitivo se realiza mediante la confirmación del incremento de AGCML (concretamente el C26:0, C24:0 y C22:0) en plasma y cultivos de fibroblastos epiteliales. De ellos, el C26:0 es el más consistentemente elevado y por ello se considera diagnóstico de la enfermedad. Además, la determinación de estos AGCML y de ácidos poliinsaturados, permite el diagnóstico de carencias nutricionales a lo largo del seguimiento. En cuanto al estudio genético se han identificado una centena de mutaciones distintas en el gen de la ALD en pacientes con ALD-X. La mayoría de las familias poseen una mutación 'privada', es decir única para dicha familia. Esta amplia variedad de mutaciones y las dificultades técnicas para identificar algunas de ellas limita el potencial de las técnicas moleculares en el diagnóstico primario, pero en las familias donde la naturaleza de la mutación ya se ha determinado, los estudios inmunocitoquímicos y el análisis de la mutación son de gran valor para el diagnóstico prenatal y la identificación de heterocigotos.

Resonancia magnética (RM). Permite a los médicos detectar anomalías en el cerebro que podrían indicar adrenoleucodistrofia, como daño en el tejido nervioso (sustancia blanca) del cerebro. Los médicos podrían usar varios tipos de resonancia magnética para ver las imágenes más detalladas del cerebro y detectar signos tempranos de leucodistrofia.

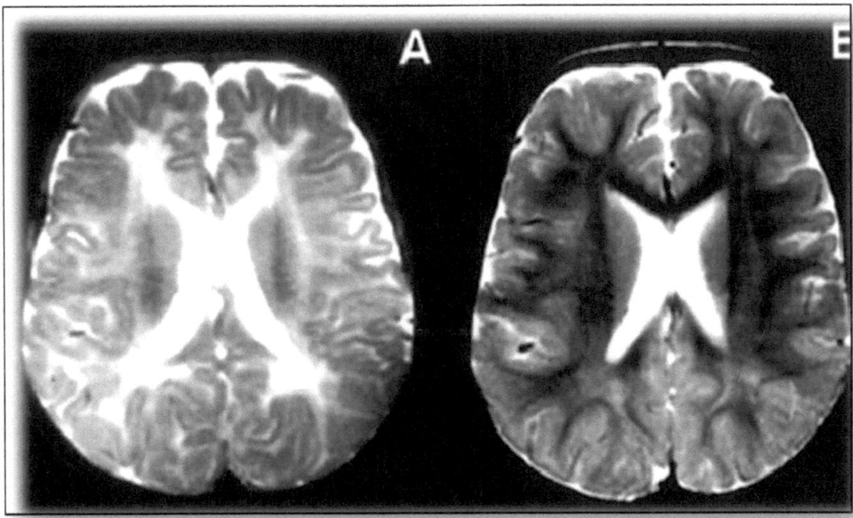

Imagen computarizada del cerebro de un paciente con adrenoleucodistrofia donde se evidencia la progresiva desmielinizacion (A - B) (pérdida de sustancia blanca).

Imagen extraída de: www.info-farmacia.com/medico-farmaceuticos/informes-tecnicos/primera-terapia-genica-para-la-adrenoleucodistrofia, "Adrenoleucodistrofia primera terapia génica", autor: Dr. José Manuel López Tricas, Farmacéutico especialista Farmacia Hospitalaria.

Examen de detección visual. Medir las respuestas visuales puede controlar el progreso de la enfermedad en varones que no tienen otros síntomas.

Biopsia de piel y cultivo celular de fibroblastos. En algunos casos, se puede tomar una pequeña muestra de piel para detectar niveles elevados de ácidos grasos de cadena muy larga. A continuación se muestra una foto de una célula de la piel humana. Esta célula está marcada con un colorante que reconoce los peroxisomas, son los pequeños puntos blancos. En una situación normal, los AGCML se degradan en los peroxisomas. En X-ALD, sin embargo, los AGCML no pueden penetrar en el peroxisoma y se acumulan en el interior de la célula

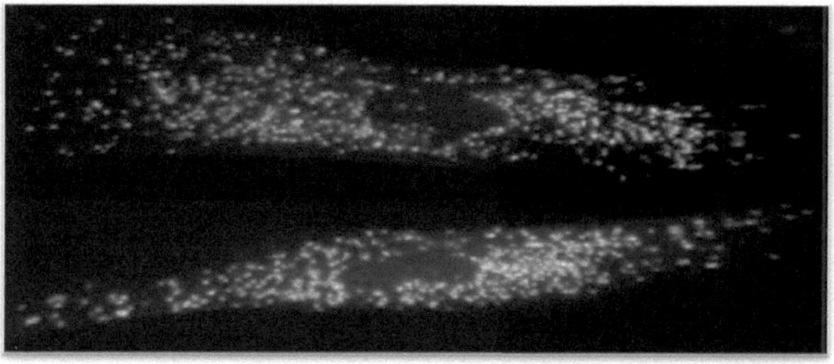

-Imagen del boletín informativo de la UnitedLeukodystrophyFoundation (ULF)-

En aquellos casos en los que los resultados de las pruebas genéticas y otras investigaciones sean ambiguas se recomienda tener en cuenta las investigaciones suplementarias adicionales tales como: la punción lumbar para analizar líquido cefalorraquídeo, puede ser útil para evaluar una pequeña cantidad de leucodistrofias, pues por ejemplo un nivel de proteínas elevadas en líquido cefalorraquídeo es una señal distintiva de desmielinizacion activa.

Una proporción de pacientes no logra un diagnostico especifico utilizando los mencionados estudios. Es posible que estos casos presenten instancias en las cuales la variante patogénica resida en algún gen al que aún no se haya encontrado relación causal con alguna enfermedad humana, en tales casos se recomienda ofrecerles a los pacientes la opción de participar en programas de investigación que se estén llevando a cabo, que admitan pacientes con enfermedades sin diagnostico con el objetivo de identificar nuevos genes. Estas iniciativas han demostrado ser muy exitosas. Resulta recomendable, que tanto el padre como la madre del paciente ingresen al estudio ya que la secuenciación de la genealogía de una familia pequeña permite identificar rápidamente tanto al heterocigoto compuesto como a las mutaciones de novo. No obstante cuando aún las condiciones de investigación son ideales, las variantes causales no siempre son identificadas, en especial cuando la variante se encuentra en una región de un gen que no se encuentra cubierto, o no se encuentra cubierto correctamente, o si el tipo de variante no es fácilmente detectada por la tecnología actual. Aquí radica el concepto de que sea una enfermedad poco frecuente, llegar a su correcto diagnostico puede demorarse a veces demasiado, haciéndose tardío el comienzo del tratamiento y devolviéndole muchas veces al paciente otros diagnósticos erróneos en el camino.

Fuente: Adrenoleucodistrofia ligada al cromosoma X, Dres.: Luis Eduardo Urrutia, Hernán Eiroa, Anabella Boto. Medicina Infantil Vol. XXIV N° 4 Diciembre 2017, Revista del Hospital de Pediatría Garrahan, Comunicaciones Breves, paginas 364-367.

TRATAMIENTO.

La adrenoleucodistrofia no tiene cura. Sin embargo, hay distintas opciones de tratamiento dependiendo el grado de enfermedad y también la etapa en que se haya diagnosticado al paciente.

Aceite de Lorenzo. Dada la ausencia de un tratamiento específico eficaz, durante años se ha empleado el aceite de Lorenzo como terapia común para todos los afectos. Hoy en día, parece que su característica más prometedora es su posible capacidad preventiva, siendo ineficaz una vez manifestada la enfermedad.

Consideraremos 2 situaciones: 1) tratamiento preventivo (dieta y aceite de Lorenzo) y 2) tratamiento sintomático. El objetivo de la dieta es la restricción de AGCML y grasas saturadas, para evitar su acumulación (tabla 1). Para ello se proporcionan 5-10 mg/día de C26:0 y el aporte de grasas se limita a un 15% del aporte calórico total. Para asegurar el cumplimiento de estas recomendaciones, es fundamental la presencia de un equipo multidisciplinar que cuente con la presencia de un especialista en nutrición que impartirá una educación dietética exhaustiva al paciente y sus familiares y supervisará y asesorará en la elaboración de menús adecuados. Como la disminución de la ingesta no es suficiente para descender los niveles de AGCML, se asocia el denominado aceite de Lorenzo (GTO/GTE) (mezcla de glicerol trioleato [GTO] y glicerol trierucato [GTE] en una proporción 4/1). Este disminuye o normaliza las concentraciones de AGCML. Sin embargo, hoy día sabemos que los niveles de AGCML no se correlacionan con el grado de afectación neurológica y por tanto la normalización de sus concentraciones no puede utilizarse como marcador de éxito terapéutico. Diversas publicaciones apuntan a que la administración de GTO/GTE en pacientes asintomáticos podría prevenir la aparición de síntomas neurológicos, aunque se precisan más estudios. Así, su utilización parece indicada en pacientes neurológicamente asintomáticos, preferentemente menores de 8-10 años con RM normal. En mayores de esta edad, generalmente no se recomienda su empleo porque el riesgo de desarrollar la forma cerebral es bajo.

Tabla 1

Principales alimentos a evitar en la ADL-X:
Alimentos ricos en AGCML
Alimentos ricos en grasas saturadas
Aceites vegetales (sésamo, maíz, cacahuete-maní-. . .)
Leche y derivados Pescados y carnes grasas (y derivados)
Carnes y pescados grasos
Cubierta y cutícula de las plantas
Yema de huevo
Piel y semillas de las frutas
Aceites vegetales
Granos y frutos secos
Bollería industrial

Habitualmente es bien tolerado, siendo sus efectos secundarios más graves la trombocitopenia (resuelta al suspender el tratamiento) y la linfocitopenia. Por este motivo, trimestralmente se recomienda la realización de un hemograma. Además, semestralmente se precisa la valoración de enzimas hepáticas, AGCML, monoinsaturados y poliinsaturados acompañada de una detallada exploración neurológica, neuropsicológica y endocrinológica (monitorizando la función adrenal). Una vez presente la afectación neurológica, el GTO/GTE no es eficaz para detener la progresión de la enfermedad ni remitir la sintomatología. Se ha especulado que esto podría deberse a que, no exista respuesta a la corrección de la alteración bioquímica una vez instaurado el daño neurológico o a que tal vez el GTO/GTE disminuya el AGCML en plasma pero no en cerebro. En conclusión, si bien se precisan más estudios (controlados, amplios y duraderos) para confirmarlo, el aceite de Lorenzo podría ser eficaz para prevenir las manifestaciones neurológicas en pacientes asintomáticos con ADX-L pero en pacientes con afectación neurológica, su uso no modifica el curso de la enfermedad.

Fuente: "Endocrinología y nutrición" CARTAS CIENTÍFICAS Tratamiento dietético de la adrenoleucodistrofia ligada a X: ¿es útil el aceite de Lorenzo? Autor: A. Prieto Tenreiro, Edición 2013.

Trasplante de células madre. Esta puede ser una opción para disminuir o detener el avance de la adrenoleucodistrofia en niños si la enfermedad se diagnostica y se trata a tiempo, cuando recién aparecen los síntomas neurológicos. Actualmente se está valorando el posible beneficio/riesgo de un transplante de precursores hematopoyéticos (TPH).

Tratamiento de la insuficiencia suprarrenal. La insuficiencia suprarrenal puede tratarse de manera eficaz con esteroides (terapia de reemplazo con corticosteroides).

Medicamentos. El médico puede recetar medicamentos (tales como Lamotrigina, Levetiracetam Tetrabenazina, Trihexifenidilo y Ácido valproico) para ayudar a aliviar los síntomas, como la rigidez y las convulsiones. La lovastatina y 4-fenilbutirato se han propuesto recientemente, estudios experimentales se están realizando para determinar hasta qué grado estos medicamentos son benéficos.

Fisioterapia. La fisioterapia puede ayudar a aliviar los espasmos musculares y disminuir la rigidez muscular. El médico puede recomendar sillas de ruedas y otros dispositivos de movilidad, si fuera necesario.

Terapia génica. Un estudio (Starbean Study) publicado online en la revista The New England Journal of Medicine, ha dado a conocer un tratamiento mediante una terapia génica (designada como Lenti-D™), con una limitación: debe aplicarse muy temprano, cuando aparecen los signos premonitorios de la enfermedad, solo detectables mediante escáneres cerebrales. Aquí volvemos a hacer hincapié en la relevancia de un diagnostico precoz capaz de cambiarle la vida a cada paciente. El estudio involucro a 17 niños y adolescentes con edades comprendidas entre los 4 y 13 años de edad. Todos recibieron la terapia génica experimental. Dos años más tarde, 15 de ellos estaban normales sin síntomas objetivos de la enfermedad. De los dos muchachos que no respondieron, uno de ellos murió porque la enfermedad progresó tan rápidamente que nada pudo hacer la terapia génica. El otro abandonó el estudio para someterse a un trasplante de médula ósea, falleciendo por las complicaciones sufridas. El estudio abre inusitadas esperanzas para la generalización de terapias génicas en enfermedades cerebrales hasta ahora irresolubles. Se optó por una apuesta arriesgada: utilizar el VIH (Virus de Inmunodeficiencia Humana) desactivado como portador del gen ausente o defectuoso en el genoma de los niños con ALD. El VIH es, hoy por hoy, el mejor transportador de genes a las células humanas. Pero su sola mención obliga a adoptar medidas de seguridad extraordinarias. Los primeros estudios se realizaron en Francia. Los investigadores modificaron una versión desactivada del VIH, insertando en el genoma vírico el gen ausente o defectuoso en los pacientes con adrenoleucodistrofia. En efecto, el VIH es el único virus capaz de hacer penetrar un gen terapéutico en el núcleo de las células que no se dividen, como las células madre y las neuronas, con el fin de permitir un efecto a largo plazo del gen terapéutico. Inicialmente, fue necesario aislar en la sangre de dos niños células madre de médula ósea. Estas células se pusieron en contacto con el virus inactivado en el laboratorio del Pr Marina Cavazzana-Calvo del Hospital Necker. Después de la luz verde de las pruebas de seguridad, las células se reinjertaron en la sangre en el servicio del Pr Alain Fischer del Hospital Necker.

“Los resultados preliminares a 6 meses y un año de retroceso son alentadores ya que la proteína defectuosa se exprime en un porcentaje importante de las células de la sangre y durante mucho tiempo", “Pero es necesario seguir siendo prudente, en particular, saber si el efecto será duradero y suficiente y si no tendrá complicaciones debidas a la utilización de este vector medicamento”, precisaron los médicos involucrados.

Un punto importante que se ha reflejado al realizar este estudio es que se ha demostrado que se puede utilizar el VIH (lentivirus) para transferir un gen terapéutico en las células. Eso abre posibilidades para numerosas enfermedades genéticas, no solo para la ALD, para las cuales era imposible desarrollar una terapia génica con los virus (retrovirus) tradicionalmetente utilizados. "Esta premier es una formidable esperanza para los padres de los niños afectados de ALD, incluso sabiendo que tenemos que ser conscientes de que es demasiado pronto para gritar victoria y que esta primera prueba deberá confirmarse, indico” Guy Alba, Presidente fundador de la Asociación Española Contra la Leucodistrofia -ELA- en la edición 6 de la Revista ELA”.

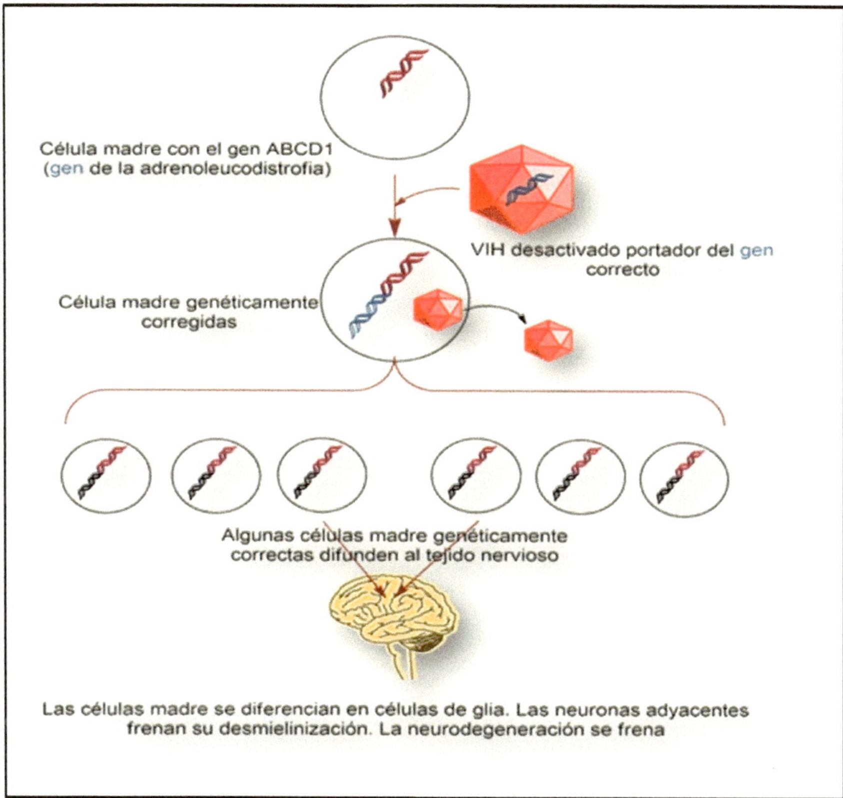

Imagen extraída de: www.info-farmacia.com/medico-farmaceuticos/informes-tecnicos/primera-terapia-genica-para-la-adrenoleucodistrofia, “Adrenoleucodistrofia primera terapia génica”, autor: Dr. José Manuel López Tricas, Farmacéutico especialista Farmacia Hospitalaria.

Estas células madre corregidas comienzan un largo proceso de multiplicación en la médula ósea. Al cabo de 1 año aproximadamente algunas células difunden en el tejido nervioso especializándose en células de glía. Estas células, genéticamente correctas, aíslan las neuronas adyacentes, bloqueando la desmielinizacion de sus axones; y, en última instancia, deteniendo el proceso neurodegenerativo. Es como si las células de glía genéticamente corregidas tomaran el control sobre las neuronas adyacentes, bloqueando su degeneración (desmielinización).

En los primeros ensayos, esta terapia génica contra la adrenoleucodistrofia ha superado todas las expectativas de los investigadores, lográndose detener la degeneración cerebral de los niños afectados. No obstante, la terapia génica ha de realizarse muy prontamente ya que el periodo de latencia hasta observar resultados (1 año aproximadamente) puede ser excesivo en niños con sintomatología muy evidente. En un ensayo clínico reciente, los varones con adrenoleucodistrofia cerebral en estadio temprano se trataron con terapia génica como una alternativa al trasplante de células madre. Los resultados iniciales de la terapia génica son prometedores. El avance de la enfermedad se estabilizó en el 88 por ciento de los varones que participaron en el ensayo. Pero se requiere investigación adicional para evaluar los resultados y la seguridad a largo plazo de la terapia génica para tratar la adrenoleucodistrofia cerebral. Es importante señalar que dos niños de nuestro país han participado de este ensayo clínico de terapia génica en la ciudad de Boston y se han reportado los resultados iniciales demostrando estabilización neurológica y radiográfica (resonancia magnética de cerebro) en los 17 pacientes que participaron de la terapia. Estos resultados que corresponden a la fase 2/3 del Ensayo de referencia fueron expuestos en el Congreso Anual Americano de Neurología realizado en Vancouver en abril de 2016 por el Dr. Florian Eichler (Neurólogo y Director del Servicio de Leucodistrofias del Massgeneral Hospital de Boston)

En esta situación, el único tratamiento que podría ser efectivo en la actualidad (siempre y cuando exista un donante compatible) es el TPH realizado en fase de enfermedad cerebral precoz, aunque este no corrige la insuficiencia suprarrenal en caso de existir. En los próximos años, se esperan novedades terapéuticas en el manejo de esta enfermedad, dada la existencia de prometedores tratamientos actualmente en evaluación como el de terapia génica y la inducción farmacológica de ABCD2 (el transportador peroxisomal más homólogo al ABCD1) mediante inhibidores de la histona de acetilasa como el ácido valproico (con efectos antioxidantes añadidos) o el 4-fenilbutirato (en estos pacientes la inducción del ABCD2 podría compensar la carencia funcional de ABCD1 y normalizar la beta-oxidación, evitando la acumulación de AGCML). Por este motivo es de vital importancia la detección precoz, siendo un fuerte pilar: el diagnóstico prenatal el cual es posible ya que la ALD es una afección genética causada por una mutación cuya ocurrencia familiar implica que esté presente en todas las células del individuo desde el comienzo de su ontogénesis (huevo cigoto), por lo cual el diagnóstico molecular es posible desde antes de la implantación y hasta después de la muerte, siempre que se tenga acceso a muestras de ADN adecuadas, otro posible diagnóstico precoz seria el del recién nacido, como ya se hace en California,Nueva York y Connecticut- a través de la medición de los AGCML en amiocitos y en las células de las vellosidades coriónicas en diagnóstico prenatal-, pero todavía este procedimiento no se realiza en Argentina. Se debe trabajar arduamente para lograr que se creen políticas públicas en cuanto a esto.

Fuente: “La Terapia Génica en Adrenoleucodistrofia”, Revista ELA (Asociación Española Contra la Leucodistrofia), edición Nº6 Junio 2008.

DERECHOS DEL PACIENTE. LEGISLACION ARGENTINA.

"La salud es un estado de perfecto (completo) bienestar físico, mental y social, y no sólo la ausencia de enfermedad". Según la definición que la OMS hace del término, es un estado de completo bienestar físico, mental y social, y no solamente la ausencia de afecciones o enfermedades. Por eso no es solo el derecho a estar sano, salud implica, acceso a los servicios esenciales, vivienda digna, etc. A continuación, se citaran resumidamente los derechos implicados en la ley Nacional 26.689 de las personas que viven con alguna enfermedad poco frecuente.

El 18 de Mayo de 2015, fue reglamentada dicha Ley Nacional De "Cuidado integral de las salud de las personas con enfermedades poco frecuentes" bajo el Decreto Reglamentario 794/2015 del Ministerio de Salud de la Nación, la misma puede encontrarse completa en respuesta a la gran cantidad de consultas recibidas por las personas con EPOF en Argentina, este no es un detalle menor: el que haya sido impulsada por muchas personas que conviven con alguna de estas enfermedades, ellas fueron el motor para llegar al logro de la reglamentación de esta ley. Lo más relevante de dicha ley es que crea el Programa Nacional De Enfermedades Poco Frecuentes, y ello facilita la exigibilidad, inclusive judicial, del mismo. En uno de sus artículos, el 6°, se afirma quienes quedan expresamente alcanzados por esta Ley: las obras sociales comprendidas en el artículo 1° de la Ley N° 23.660 por los planes de salud de adhesión voluntaria individuales, las Empresas de Medicina Prepaga, las entidades que brinden servicios médicos asistenciales de prevención, protección, tratamiento y/o rehabilitación de la salud al personal de las Universidades Nacionales, las cooperativas, mutuales, asociaciones civiles y fundaciones. También sustenta que todas las personas afectadas con EPOF recibirán como cobertura médica asistencial como mínimo lo incluido en el Programa Médico Obligatorio y, en caso de discapacidad, el Sistema de Prestaciones Básicas para personas con discapacidad previsto en la Ley N° 24.901 y sus modificatorias. He aquí otro ítem importante a tener en cuenta, el certificado de discapacidad el cual es un instrumento público - como por ej. El D.N.I.- que abre las puertas de muchos beneficios para hacer frente a los efectos de la enfermedad brindando a sus titulares las herramientas para acceder a la protección integral de la ley.

Por otro lado en su artículo 3 se expresa que deben promoverse los siguientes objetivos, entre otros: el acceso al cuidado de la salud de las personas con EPOF, incluyendo las acciones destinadas a la detección precoz, diagnóstico, tratamiento y recuperación, en el marco del efectivo acceso al derecho a la salud para todas las personas- si bien este aspecto es importantísimo y es un adelanto que se encuentre establecido en dicha ley, aun falta trabajar mucho en divulgación de información sobre EPOF y además flaquean los trabajos de investigación en el país en cuanto a estas enfermedades y sumado a esto el Estado no brinda las herramientas y sustento necesario, será una lucha de todos promover que se cumpla cada artículo de esta ley- ; como resumen este articulo habla de otras múltiples acciones de promoción que si bien ya se encuentran reglamentadas, aún no se han cumplido todas, aquí se citan los de carácter más relevante : la creación de un organismo especializado en EPOF, de carácter multidisciplinario, que coordine con las autoridades sanitarias jurisdiccionales, la implementación de las políticas, estrategias y acciones para el cuidado integral de las personas con EPOF y sus familias-al respecto puede destacarse que hace muy poco se ha creado oficialmente el Consorcio de Leucodistrofias Argentino, específicamente esto sucedió el17 de agosto de 2018 y funciona como un grupo de trabajo dentro de la SANI(Sociedad Argentina de Neurología Infantil) sus principales objetivos son: difundir el tema a profesionales de distintas ramas de la medicina, lograr acuerdos mínimos y consensos en el diagnóstico y tratamiento adecuados a las posibilidades locales ,incluir a pediatras, clínicos y neurólogos para acortar tiempos entre pacientes y especialistas, y confeccionar un registro de pacientes resguardando la identidad -; otro ítem que considera esta ley es implementar la creación de un Registro Nacional de Personas con EPOF en el ámbito del Ministerio de Salud de la Nación, con el resguardo de protección de confidencialidad de datos personales-el único registro por hoy es el creado por la fundación" Lautaro te necesita", además se hace referencia a promover investigación en enfermedades de origen genético que incluyan servicios de diagnóstico para los estudios complementarios pertinentes; fortalecer y coordinar técnica y financieramente la implementación de los programas de pesquisa neonatal y detección de enfermedades congénitas, en el marco de lo establecido por la ley 23.413 y la ley 26.279 –este ítem resulta importante al momento de hacer énfasis en el diagnóstico precoz, por ahora en la argentina las leucodistrofias no se encuentran en la lista de pesquisa al neonato según la ley 26.679 que establece que practicas se deben realizar para detectar y posteriormente tratar en cuanto a patologías genéticas y/o congénitas que resulten discapacitantes, solo se encuentran las siguientes: fenilcetonuria, hipotiroidismo neonatal, fibrosis quística, galactosemia, hiperplasia suprarrenal congénita, deficiencia de biotinidasa, retinopatía del recién nacido, hipoacusia del recién nacido, chagas, sífilis y otras anomalías metabólicas genéticas y/o congénitas en las que aún no se encuentran las leucodistrofias, según indica el Ministerio de Salud y Desarrollo Social en cuanto a pesquisa del neonato en la Argentina. Como última noticia recientemente la provincia de Santa Fe adhirió a la Ley Nacional 26.689, era la única provincia que quedaba rezagada respecto a la ley: tras la media sanción de la Cámara de Senadores en 2016, el proyecto ingresó a Diputados y hace más de un año que no obtenía despacho de comisión para ser tratado en el recinto. Corría riesgo inminente de perder estado parlamentario si no era debatido y votado durante este año.

A modo de resumen podemos decir que aunque la ley Nacional de EPOF ha sido un estímulo para todas aquellas familias que viven con alguna de estas enfermedades y puede celebrarse que es una realidad, aún quedan ítems por reglamentar, reclamar y otros que todavía no se cumplen, es un trabajo que nos corresponde a todos, seamos o no parte de la comunidad de personas que padecen alguna EPOF, la solidaridad de cada uno de seguro cooperara que pueda llevarse a cabo.

Fuente: http://fadepof.org.ar/caracteristicas_epof, http://fundacionlautarotenecesita.org/.

LA IMPORTANCIA DEL ENTORNO FAMILIAR.

La salud del paciente y la de su familia se entrelazan, la evidencia acumulada sugiere que los resultados clínicos de los niños con enfermedades crónicas están vinculados con la dinámica psicosocial de la familia. Desafortunadamente, los aspectos psicosociales no son abordados de forma correcta en los sistemas de salud actuales. También se sugiere que estos aspectos psicosociales del cuidado son ignorados al punto de poner en peligro a los pacientes y a sus familias. Se resumen algunas complicaciones psicosociales clave y se sugieren las estrategias de tratamiento correspondientes.

Las enfermedades crónicas implican para la familia que brinda los cuidados un enorme desgaste psicosocial, emocional y económico.

El rol del cuidador principal es estresante y está asociado a una desalentadora lista de riesgos para su propia salud, incluso el riesgo de una menor calidad de vida, mayor riesgo de depresión, y mayor mortalidad general. Además, los cuidadores (padres, tutores, encargados del cuidado del paciente) deben hacer un gran esfuerzo para conservar su salud física, social y emocional y así poder asegurar también la salud del individuo afectado. La atención de relevo, el apoyo familiar y la conectividad social son esenciales en este aspecto. Los grupos de apoyo, asociaciones y/ fundaciones para paciente, pueden poner a los cuidadores en contacto con familias que están atravesando la misma situación, compartir experiencias, consejos, resultan de apoyo mutuo. Los cuidadores en su rutina describen a ese contacto como único e importante.

Más allá del cuidador principal, otros miembros de la familia también pueden verse afectados. La dinámica familiar crucial es afectada por el tiempo empleado para el cuidado y la atención del niño afectado. Esta situación puede aumentar el riesgo de cambios de humor y de conducta en hermanos saludables, como así también el porcentaje de divorcios. Entonces, es importante hacer énfasis en la necesidad de que los padres mantengan una relación saludable tanto con sus hijos sanos como con sus parejas.

En este sentido, puede ser de ayuda un terapeuta familiar. La naturaleza hereditaria de las leucodistrofias conlleva grandes implicaciones para los miembros de la familia. La aparición de una enfermedad hereditaria comúnmente dispara sentimientos de remordimiento, vergüenza, culpa e ira en aquellos que cargan con las variaciones genéticas "responsables". En estos casos es esencial el aporte de un asesor genético para que aborde estas implicaciones genéticas, la necesidad de un screening familiar y terapia de duelo.

En ningún otro caso el impacto del entorno psicosocial de un paciente es más evidente que el de aquellos completamente dependientes que requieren atención de un cuidador de tiempo completo. En las enfermedades crónicas de la infancia como las leucodistrofias, este rol lo cumplen los padres. De hecho, puede que un padre que cuida de un niño crónicamente enfermo atraviese problemas de salud propios. En ese caso la capacidad del padre para cuidar del niño puede verse afectada, lo cual afectaría la salud del niño también. No es una tarea fácil, pues requiere de gran dedicación y paciencia. "La leucodistrofia arrasa con tu vida, ya no vuelve a ser lo que era, pero te podes reacomodar, es el instinto de supervivencia" "Dentro de todo lo malo hemos conocido cosas buenas, como el amor de la familia y la gente que nos ayudó, considero que necesitas tener un ejército detrás para poder hacer una cosa así. Con esta experiencia aprendí que hay que estar conforme con el día a día, hay que celebrar la vida porque la vida es para celebrarla, siempre".

"Sabiendo que estas en un camino de cornisa siempre hacelo lo más derechito posible mirando para arriba, nunca mirando para atrás", asumió, "Dejate vencer algún día, déjate caer en la lona, porque eso te va a ayudar a poder levantarte. Buscá porque siempre vas a encontrar, no te resignes y tené fe". (Afirma la madre de Lautaro, creadora de la Fundación" Lautaro te necesita-leucodistrofias-" en una nota para el programa "Gente Fluorescente").

Fuente: "Guía para el tratamiento de leucodistrofias de la Fundación Lautaro te necesita".

DATOS EPIDEMIOLOGICOS

Últimos indicadores según INDEC:

Población total estimada para la Argentina en este 2018 (teniendo en cuenta el último censo realizado en 2010): 44.494.502

Varones: 21.824.372

Mujeres: 22.670.130

Estimativamente, según cálculos basados en INDEC y del registro de pacientes con leucodistrofias de la Fundación Lautaro te necesita, 7% es el porcentaje que representan a aquellas personas afectadas con alguna enfermedad poco frecuente en nuestro país. Y de ese porcentaje un 0,012%estarían afectadas con algún tipo de leucodistrofia.

Según estos cálculos se confecciono el grafico:

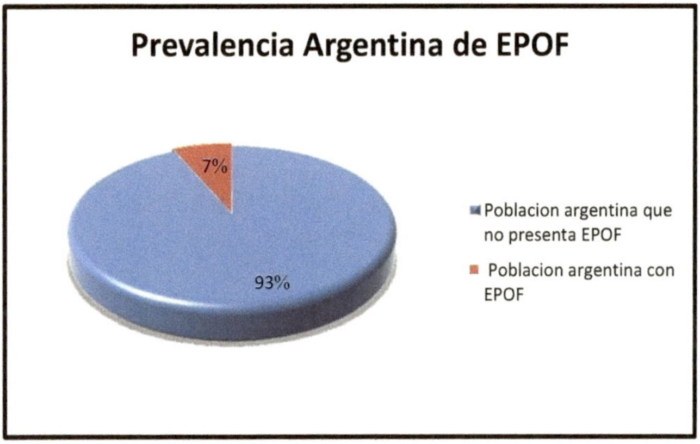

Fuente: https://www.indec.gob.ar/nivel2_default.asp?seccion=P&id_tema=2, http://fundacionlautarotenecesita.org/.

En la Argentina la Fundación" Lautaro te necesita" ha confeccionado un registro de pacientes con Leucodistrofias a Nivel Nacional, cada tipo de leucodistrofia posee su porcentaje de prevalencia, algunas como la adrenoleucodistrofia presentan un porcentaje de 1/17.000 nacidos, otras como la metacromatica 1/50.000 y otras como la Pelizaeus Mersbacher 1/400.000 a 1.000.000. Un promedio que globalice a las leucodistrofias en general entonces, teniendo en cuenta que mundialmente se considera que su prevalencia es de 1/100.000 nacidos, sería de alrededor de 400 casos de leucodistrofias en la Argentina, pero aun solo se han registrado aquí a 207 niños hasta la fecha. El siguiente grafico se muestra el registro actual en nuestro país distribuidos geográficamente según datos elaborados por la Fundación mencionada.

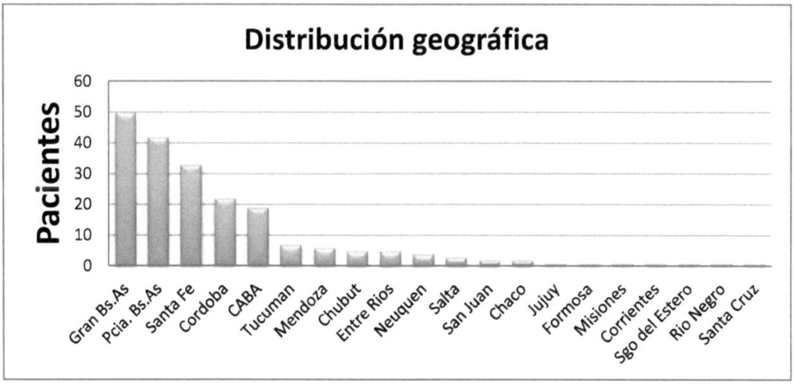

La cantidad de personas afectadas por leucodistrofia que debería haber en Latinoamérica, según datos de la prevalencia internacional de 1/100.000.Cabe señalar que esta prevalencia está siendo discutida dado que está en estrecha relación al significado del término "leucodistrofia". El concepto está siendo revisado continuamente y en su última revisión al Consenso internacional de Leucodistrofias se estima que la prevalencia pueda ser de 1/80.000 o aun de 1/7.000 si se incluyen las leucoencefalopatias. Es decir que el número de afectados debería ser aún mayor.

A continuación se presenta el grafico según prevalencia de leucodistrofias en el país, acorde a los datos de la Fundación.

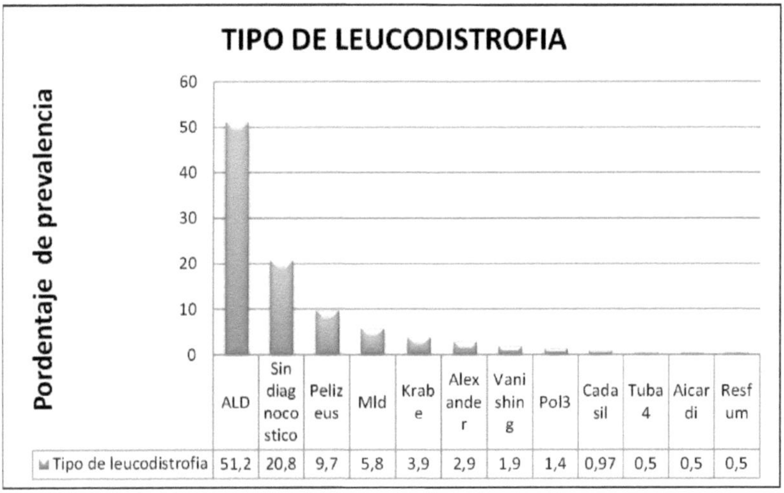

A continuación puede observarse del grafico que la ALD frecuentemente suele comenzar entre los dos y cinco años, haciendo un pico a los 7 años aproximadamente donde se da su aparición con mayor frecuencia, disminuyendo su posibilidad de aparición notablemente luego de los 15 años. Según datos de: " Enfermedades asociadas con alteraciones en proteínas peroxisomales aisladas, entre ellas la adrenoleucodistrofia ligada al cromosoma X H.W. Moser, REV NEUROL 1999; 28 (Supl 1): S 55-S 58".

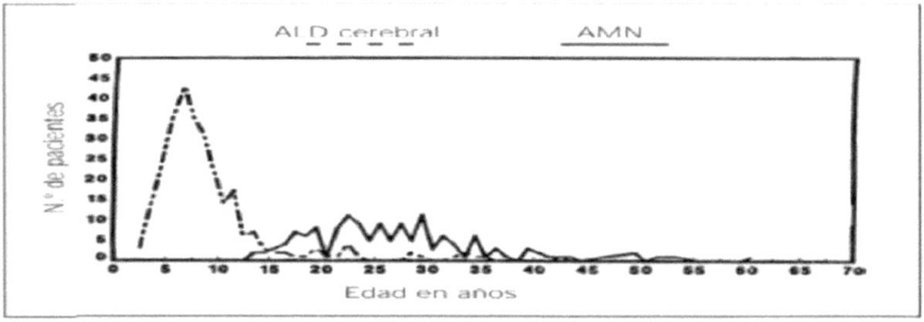

Figura 1. Destaca la frecuencia de la edad de comienzo de la ALD-X cerebral infantil a los 7 años y la reducción del riesgo para esta forma

Por último podemos observar como el porcentaje de supervivencia disminuye al aparecer el síntoma en el cerebro del adolescente y se estima que es a partir de los 26 años, sin embargo cuando la forma cerebral se da en la adolescencia disminuye a un 65% y cuando aparecen en menores de esa edad la supervivencia baja en forma abrupta, entonces el porcentaje de supervivencia se relaciona directamente con la aparición de los primeros síntomasneurológicos y cognitivos, allí es cuando la enfermedad progresa rápidamente. El pronóstico para la forma cerebral en el adulto posee una mayor supervivencia.

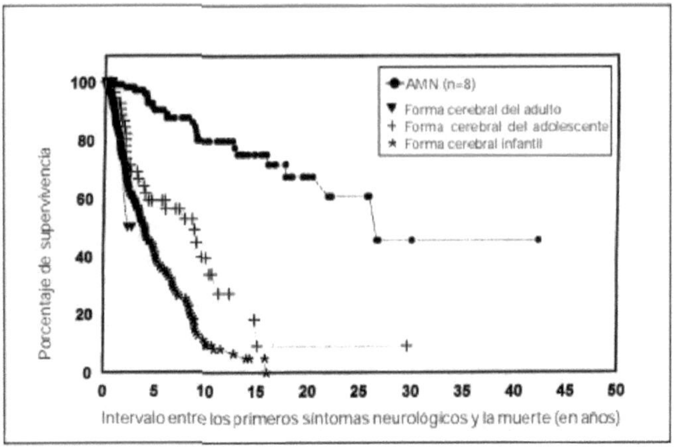

Figura 2. Supervivencia desde el momento del primer síntoma neurológico.

Enfermedades asociadas con alteraciones en proteínas peroxisomales aisladas, entre ellas la adrenoleucodistrofia ligada al cromosoma X H.W. Moser, REV NEUROL 1999; 28 (Supl 1): S 55-S 58.

Entrevista a la madre de un guerrero con ALD.

1) Edad del paciente: 31 años

2) ¿A qué edad fue diagnosticado? ¿Le dieron algún o algunos diagnósticos erróneos antes de llegar al acertado? ¿Cuáles?

Fue diagnosticado a los 18 años por análisis de sangre y biopsia de musculo, si tuvo diagnostico erróneo: Encefalopatía post varicelosa.

3) ¿Cuáles fueron las primeras señales de alarma que vio en el paciente sobre su estado de salud anormal? Perdida de la marcha y control de esfínteres, los primeros síntomas aparecieron a los tres años.

4) ¿Qué tipo de tratamiento cree usted que fue el más apropiado y resulto eficaz? ¿Y cuál no dio ningún resultado? No recibió ningún tratamiento el médico me dio el diagnóstico y me mando a ver la película del aceite de Lorenzo, no indico ningún tratamiento ya no se podía hacer nada, hoy en día podría ser un transplante pero acá no, en EE.UU.

5) ¿Fue difícil encontrar un médico especialista de confianza que haga su seguimiento y control? Si, muy difícil es más aun no encuentro un médico que nos acompañe.

6) Al día de hoy: ¿qué tipo de controles, chequeos se realiza y con qué frecuencia?

Neurólogo, y traumatólogo por una escoliosis en su columna

7) ¿La obra social y/o Estado respalda su tratamiento, medicación, terapias, etc.?

Si

8) ¿Conoce la Ley Nacional 26.689 sobre Enfermedades poco frecuentes?

No, no la conozco

8) ¿Se contacta con otras personas y/o fundaciones que padezcan la misma enfermedad? ¿Le ha sido útil?

No, nunca me contacte con nadie.

9) ¿Cuál cree que es la mejor manera de divulgar sobre esta rara enfermedad a la sociedad?

No creo que exista una manera, ya que son muy poco conocidas.

10) ¿Qué le diría a una familia con un hijo recientemente diagnosticado con ALD?

Que si bien es muy difícil vivir cada día, lo que cuenta es la calidad de vida que luchemos por darles, calidad y amor y no rendirse.

11) ¿La familia ha evaluado hacerse una evaluación genética para conocer sus probabilidades de ser portadora, o paciente asintomático?

No

12) ¿Conoce el registro de pacientes de la fundación argentina: "Lautaro te necesita"? ¿Se encuentra registrado el paciente?

No

13) ¿Cuál cree que es la manera de lograr que la persona afectada lleve una calidad de vida lo mejor posible?

Obteniendo todo lo que un paciente necesita, sean leyes, confort, y poder decidir sobre su vida.

14) ¿Estaría de acuerdo con que se incorpore la búsqueda de estas enfermedades como diagnóstico del recién nacido y otras enfermedades poco frecuentes que puedan ser detectadas desde el nacimiento o aun desde la concepción? ¿Cree que cambiaría en algo detectar precozmente la enfermedad desde el nacimiento?

Si sería importante.

15) ¿Cómo ha avanzado la enfermedad desde su diagnóstico hasta el día de hoy, que cambios para mejor o peor ve en el paciente?

Muy lento, a veces muy difícil, porque nadie comprende a lo que lleva esta enfermedad, es tan agotador, él está cansado, y sé que aún falta lo más difícil.

16) ¿Entre el diagnóstico erróneo que le dieron y el correcto cuanto tiempo paso? ¿La enfermedad en ese tiempo avanzo mucho que síntomas nuevos aparecieron?

14 años pasaron, control de esfínteres, le costaba masticar, desorientado en tiempo y espacio, si avanzo. No tenía ayuda de nadie para conseguir el diagnóstico. Me ayudo una patrona a pagar la biopsia de musculo. En el estudio que le hicieron a sus tres años de tomografía computada daba normal todo.

17) ¿Cómo han sido esos años en que no daban con su diagnóstico? Mencionó la encefalopatía post varicelosa como diagnóstico erróneo, ¿a qué edad tuvo varicela el paciente?

La varicela fue a los 2 años y medio y a los 4 años fue el diagnóstico de encefalopatía post varicelosa.

CONCLUSION.

Después de haber hecho este recorrido estamos en condiciones de decir que la calidad de vida de una persona afectada con ALD-X sin duda está íntimamente relacionada a un diagnóstico temprano y el tratamiento adecuado de la enfermedad, estos evidentemente marcan la diferencia entre el deterioro de por vida y el desarrollo saludable. Con demasiada frecuencia, cuando finalmente se alcanza el diagnóstico adecuado de adrenoleucodistrofia (ALD), es demasiado tarde para indicar un tratamiento que se adecue al niño afectado, como sucedió en el caso informado en la entrevista. Hacer la prueba de recién nacidos para detectar la ALD es una forma de evitar que eso suceda. Un diagnóstico temprano en la ALD-X es extremadamente importante, dado que un tratamiento precoz tiende un claro impacto en su eficacia y en el pronóstico de la enfermedad, detectarlas a tiempo cambia radicalmente las vidas de los afectados y su entorno, el primer paso para el tratamiento consiste en identificar y priorizar una variedad compleja de síntomas. Hemos visto ya que, el tratamiento (trasplante de médula ósea o terapia génica) es más efectivo en las etapas clínicas y radiológicas tempranas, por lo que un diagnóstico temprano resulta crucial. Los objetivos del tratamiento deben ser diseñados para incrementar tanto la duración como la calidad de vida. Esto se puede lograr mediante la aplicación criteriosa de estrategias de cuidados agudos, crónicos y preventivos combinados, las familias y equipo médico. El tiempo toma un papel fundamental se torna indispensable, y cada día que pasa una familia, una vida está esperando una respuesta que les de esperanza.

El rol de cada uno, seamos profesionales en la salud o no, radica en apoyar a aquellas familias que conozcamos con alguna Epof, luchar junto a ellas por sus derechos, interviniendo en la implementación de políticas de salud al respecto, tales como considerar la inclusión de esta enfermedad en los programas de cribado metabólico neonatal y divulgando lo poco que sepamos de las mismas, informarnos e informar a otros, educar es una clave exitosa que nos abrirá camino para enfrentar la adversidad.